PUBLICATIONS DU JOURNAL DES SCIENCES MÉDICALES DE LILLE.

THERMOMÈTRES & THERMOGRAPHES

MÉDICAUX

Par AIMÉ WITZ,

Docteur ès-sciences,

Chargé du cours de physique médicale à la Faculté libre de médecine de Lille.

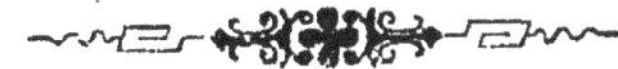

PARIS,

LIBRAIRIE J.-B. BAILLIERE ET FILS,

19, RUE HAUTEFEUILLE, 19

(près du boulevard Saint-Germain).

1880.

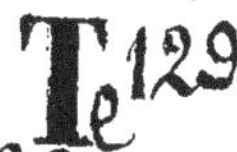

THERMOMÈTRES & THERMOGRAPHES

MÉDICAUX

Par Aimé WITZ,

Docteur ès-sciences,

Chargé du cours de physique médicale à la Faculté libre de médecine de Lille.

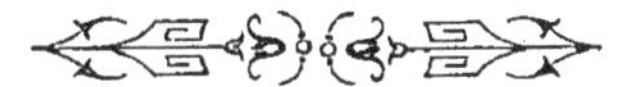

PARIS,

LIBRAIRIE J.-B. BAILLIÈRE ET FILS,

19, RUE HAUTEFEUILLE, 19

(près du boulevard Saint-Germain).

1880.

THERMOMÈTRES & THERMOGRAPHES

MÉDICAUX.

Un grand nombre d'états morbides sont caractérisés par une température déterminée : le but de ce travail n'est pas de préconiser l'importance de ce précieux élément de diagnostic, ni d'en établir les conditions. Je me propose uniquement d'étudier en physicien les divers modes d'exploration de la chaleur, de tracer les règles d'une observation précise et rigoureuse, et de discuter la valeur relative des divers instruments proposés à cet effet.

Le problème de la thermométrie clinique est des plus ardus, et ce serait s'illusionner que de le croire résolu. M. Colin ne craignait pas de dire, le 30 décembre dernier, a l'Académie de médecine, qu'on « ne possède pas encore aujourd'hui de moyen sûr et expéditif d'obtenir la température des parties superficielles du corps. » Le 27 janvier, le même savant démontrait à ses collègues que « la thermométrie est encore un art à l'état d'enfance. » Cet aveu, qui ne procède certes pas d'un esprit chagrin, ni d'une contradiction systématique, est malheureusement fondé, nous le constaterons dans le cours de ce travail.

Nous aurions fait œuvre utile, si nous pouvions convaincre les praticiens de la difficulté réelle des mesures thermométriques et si, par un exposé minutieux des règles que s'imposent les physiciens dans leurs déterminations, nous faisions connaître au lecteur les conditions nécessaires et suffisantes pour une observation précise.

DE L'EXPLORATION DE LA CHALEUR.

L'ancienne médecine préférait la palpation à la mesure thermométrique. Il ne s'agit point de remonter à Hippocrate pour constater ces préférences fort légitimes à une époque où *peut-être* aucun instrument n'était encore inventé, mais il suffit de se reporter au début de ce siècle ; on lit en effet dans la séméiologie de Double que la « sensation du malade et le tact du médecin deviennent le régulateur suprême, le plus sûr thermomètre ». A la séance du 3 février dernier de l'Académie de médecine, M. Bouillaud en appelait encore au tact, et il recommandait à ses savants collègues de ne pas négliger « l'emploi de ce thermomètre vivant et sensible que nous a donné la divine nature ». M. Bouillaud a si bien fait l'éducation de ce sens, qu'il évalue à la main une différence de température à un demi-degré près.

Je doute cependant que les praticiens d'autrefois aient acquis une telle habileté : ce qui les séduisait plutôt et leur faisait conserver les vieilles pratiques, c'était qu'ils observaient à la main non-seulement la quantité de la chaleur, mais sa qualité. Un thermomètre mesurait des degrés, mais il ne différentiait pas une chaleur désagréable, acre, corrodante, mordante, mordicante, moite, sèche, septique, ardente, halitueuse ou salée ; « la chaleur de la fièvre, a dit Galien quelque part, n'a rien de suave, ni rien de modéré, ni qui rappelle les sensations journalières, mais elle est mordante, elle blesse et mord le tact comme la fumée attaque les yeux et les narines. » Un thermomètre était dans ce cas d'un faible secours, et il donnait des indications bien discrètes en ne marquant que des degrés.

Aujourd'hui la médecine a pris les allures d'une science exacte : sans renoncer à la palpation, qui peut rendre un témoignage intéressant sur l'état hygrométrique de la peau du malade, le clinicien demande au thermomètre de lui marquer le 1/10 de degré, et il déduit non-seulement de cette valeur absolue de la température, mais surtout de ses variations et des conditions diverses de ses variations, des renseignements de la plus haute importance sur lesquels il fonde souvent son diagnostic.

Le thermomètre est devenu dès lors le complément nécessaire d'une bonne observation. Mais, remarquons-le tout de suite, on lui demande une indication précise ; or, c'est une véritable détermination scientifique que de relever une température exacte, et nous savons combien elle est difficile dans nos laboratoires de physique. Combien sera-t-elle plus délicate encore au lit du malade ! Sera-t-elle même possible ? Oui, mais nous verrons à quel prix.

Pour faire une étude fructueuse, établissons nettement les conditions du problème. Il nous faut un instrument très-exact, c'est le premier point. De plus, cet instrument doit permettre à volonté d'explorer les surfaces ou les cavités profondes ; il sera portatif, robuste, d'un maniement facile, d'une lecture commode ; le médecin le veut sensible, à indications rapides, pour ne point prolonger outre mesure une observation délicate, quelquefois blessante pour la pudeur, imposant toujours une certaine fatigue au patient.

Telles sont les qualités nécessaires d'un thermomètre clinique ; elles peuvent se résumer en peu de mots : ce doit être un instrument scientifique et pratique, exact, sensible et commode.

La commodité d'un instrument est toutefois une qualité trop vague pour que nous ne définissions pas la valeur qu'il convient d'attribuer à ce mot. En effet, le médecin de campagne l'entend autrement que le médecin d'un hôpital, et il y aura lieu de distinguer soigneusement entre l'instrument de poche, que l'homme de l'art emporte avec lui en visitant ses clients, et ceux dont se sert le clinicien pour étudier la marche d'une maladie.

Ce sont là deux catégories d'instruments absolument différents : nous diviserons donc ce mémoire en deux parties. Dans la première nous examinerons le simple thermomètre médical, réservant pour la seconde partie l'étude des appareils plus délicats qu'on pourrait qualifier d'instruments fixes, tels que les appareils thermo-électrique et les thermographes.

PREMIÈRE PARTIE

THERMOMÈTRES.

§ 1. *Etude théorique.*

On mesure généralement la température par l'observation de la dilatation d'un corps : or, on peut employer à cet effet un solide, un liquide ou un gaz ; il existe donc trois sortes d'instruments.

Les solides se dilatent moins que les liquides, et leur dilatation est irrégulière : ils conviennent donc moins bien comme matière thermométrique, à moins qu'on ne recoure à des mécanismes spéciaux de multiplication ou à des combinaisons de métaux, pour amplifier l'effet ; l'appareil peut dès lors devenir très-sensible, mais il ne peut être gradué que par comparaison, et ses indications doivent être contrôlées souvent.

La dilatation des gaz est plus considérable que celle des solides et des liquides, et elle est proportionnelle à la quantité de chaleur qu'ils absorbent en s'échauffant : il y a donc toute espèce de convenance théorique pour adopter les thermomètres à gaz. Mais les gaz sont éminemment compressibles, et il faut observer simultanément pression et volume ; c'est une complication qui fait renoncer au thermomètre à gaz pour les observations courantes ; il est par contre le meilleur des appareils fixes et nous le retrouverons dans la seconde partie de ce travail.

Restent donc les liquides seulement. Les physiciens leur donnent depuis longtemps la préférence : en **1701**, Newton proposa l'huile de lin ; il essaya ensuite l'alcool, et Fahrenheit adopta le mercure en **1721**.

Depuis lors, on emploie indifféremment ces deux derniers

liquides. Le mercure se dilate régulièrement ; il est très-mobile, ne tache pas le verre, quand il est pur, conduit bien la chaleur, et présente de plus une capacité calorifique faible ; ses indications sont donc précises et rapides. L'alcool se dilate 6 fois plus que le mercure, il constitue un appareil plus sensible ; mais sa dilatation est moins régulière, et les températures qu'il marque sont dès lors moins exactes. L'écart peut être sensible entre deux thermomètres à mercure et à alcool, et Deluc a trouvé les résultats suivants :

A zéro . . . . . . Différence : 0.
A 25° . . . . »   4°,4 en moins.
A 50° . . . . . . »   6°,1   »

Le thermomètre à alcool marque donc moins que le thermomètre à mercure.

C'est un grave défaut, cependant il est singulièrement atténué dans la pratique. En effet, l'alcool ne pouvant être exposé à une température supérieure à 78°, qui est sa température d'ébullition, on ne plonge pas le thermomètre dans la vapeur d'eau pour déterminer le point supérieur de sa graduation, mais on le compare à des étalons à mercure : or, l'accord existant à 30 et 40 degrés par exemple, le thermomètre à alcool ne saurait marquer de retard, à 35°, que de 1 à 2 dixièmes au plus. Une telle précision peut être exigée de tous les thermomètres à échelle fractionnée et en particulier des thermomètres médicaux sans que le prix de l'instrument soit élevé de ce chef.

Les thermomètres à mercure peuvent du reste présenter entre eux des désaccords du même ordre par suite des inégalités des enveloppes de verre. Le verre est une substance complexe, dont la dilatation n'est constante ni d'une variété à l'autre, ni même d'une température à l'autre. De plus, l'état moléculaire du verre se modifie spontanément suivant les conditions particulières auxquelles il se trouve successivement soumis, de telle sorte qu'un même instrument ne reste pas comparable avec lui-même au bout d'un certain laps de temps. Il en résulte le fait anciennement connu du déplacement du zéro.

Quand on a déterminé le point fixe inférieur d'un thermomètre dans la glace fondante et qu'on renouvelle l'opération quelques mois après, il est rare qu'on retrouve le repère précédent : généralement le zéro s'est relevé. Ce phénomène se poursuit lentement, progressivement, durant cinq et six ans et même plus, et le déplacement peut à la fin atteindre deux degrés : on l'a attribué longtemps à l'action de la pression atmosphérique sur le réservoir, mais il est reconnu aujourd'hui que c'est le résultat d'une contraction de ce réservoir. Cette partie du thermomètre, venue de soufflage à la lampe, a subi une trempe dans son refroidissement brusque ; les molécules vitrées se trouvent dans un état d'équilibre instable duquel résultent des mouvements de la masse et finalement une déformation de la boule. Ce travail très-lent ne peut être empêché : partant, le zéro se déplace toujours. Il en ressort l'obligation de faire subir une correction aux indications du meilleur instrument, fût-il de Baudin, de Fastré ou d'Alvergniat : il faut en vérifier le zéro.

Voilà une opération bien simple en apparence : je ne crains pas cependant de la déclarer difficile.

On opère généralement dans un vase dont le fond est percé de trous : l'ayant empli de glace, on y suspend le thermomètre et on lit la température au bout d'un quart d'heure environ. Cette opération est susceptible d'une erreur de trois ou quatre dixièmes de degré, si on ne s'astreint pas à ce que le réservoir soit au centre du vase, et à une certaine profondeur, de telle sorte que l'eau de fusion, qui se produit plus abondamment au contact de l'air et des parois, ait passé sur une épaisseur suffisante de glace pour être ramenée à zéro. La glace doit être concassée en fragments de la grosseur d'un pois : on la verse dans le vase décrit ci-dessus, et à l'aide d'une baguette de verre on y creuse un trou vertical dans lequel on introduit le thermomètre, afin que son réservoir touche aux fragments en tous points ; mais il ne faut pas que la glace soit pulvérisée ou à l'état de neige, car elle se tasserait et l'eau ne s'écoulerait pas. Ces conditions sont très-importantes.

On se dispense d'une correction relative au refroidissement de la tige en déterminant le zéro, le réservoir seul étant plongé dans la glace. L'erreur due à la tige atteint **3** degrés pour **100** dans certains thermomètres à tige très-fine ; ce n'est donc pas une correction négligeable. Mais le procédé que j'indique est suffisamment exact pour les thermomètres courts, comme le sont les thermomètres médicaux.

✳

La comparabilité des thermomètres paraît donc assurée lorsque les zéros ont été bien duement vérifiés : elle est cependant encore subordonnée à une autre condition, celle du calibrage de la tige, c'est-à-dire de la régularité géométrique du cylindre dans lequel s'élève le liquide ; celle-ci ne dépend que du constructeur. On peut avoir foi en lui, quand il signe son œuvre : qu'on n'achète donc jamais d'instrument qui ne porte un numéro d'ordre et le nom de son constructeur. Malgré cela, il est toujours prudent de constater le calibrage régulier d'une tige : il suffit de séparer par un petit choc une partie de la colônne mercurielle et de la faire glisser le long de la tige, en comptant chaque fois le nombre exact de divisions qu'elle remplit : ce nombre doit être constant.

Nous venons d'établir par ce qui précède les conditions d'exactitude d'un thermomètre : il faut encore qu'il soit sensible, et à indications rapides.

La sensibilité dépend du volume relatif du réservoir et d'une division : le déplacement du liquide dans la tige sera d'autant plus considérable pour une variation de 1 degré que le réservoir sera plus volumineux et la tige d'un diamètre plus fin. On fait la tige capillaire, mais on ne saurait tomber en dessous d'une certaine limite de visibilité : d'autre part, il y a grand inconvénient à ce que le réservoir soit trop fort, car il se met moins rapidement en équilibre de température avec le milieu ambiant. Cependant on obtient facilement une variation de 6 millimètres par degré, surtout avec l'alcool, dont le réservoir peut être six fois et demi moindre, à égalité de diamètre de la tige, que pour le mercure.

Pour qu'un thermomètre donne promptement ses indications, il faut que son réservoir soit petit et qu'il présente le maximum de surface possible, afin qu'il prenne aussitôt la température du corps avec lequel il est mis en contact.

La forme sphérique est la moins avantageuse, car elle offre le moins de surface à égalité de volume ; au contraire les réservoirs à tubes en spirale, les réservoirs discoïdes et même les longs cylindres sont du meilleur usage.

Il nous reste quelques mots à dire de la lecture des indications thermométriques : les prescriptions que nous allons formuler ne sont pas moins importantes que celles qui précèdent. Toute lecture doit être faite normalement à la tige, si on veut éviter les erreurs

de parallaxe dues à la forme cylindrique de la tige et à la réfrin-
gence du verre : ces erreurs dépasseraient facilement deux dixièmes
de degré, lorsque le dixième est plus court qu'un millimètre. Il faut
donc veiller soigneusement à ce que le rayon lumineux qui joint
l'œil au sommet de la colonne soit perpendiculaire à l'axe de
la tige : cette condition est réalisée lorsque le trait gravé sur la
surface convexe du verre parait rectiligne.

Un observateur habile peut réussir à relever assez exactement le
$\frac{1}{10}$ de degré sur un instrument qui ne donne que le demi degré ou
même le degré. Il suffit en effet d'un peu d'habitude pour diviser à
l'œil un intervalle en quatre : on estime ainsi le quart, la moitié
et les trois quarts d'un intervalle. Mais, avec un peu d'éducation,
on réussit même sans trop de peine à distinguer le quart faible
et le quart fort, et ainsi du reste. Or, voici la concordance
décimale de ces notations.

Degré..............	0
Degré fort	0,10
Quart faible........	0,20
Quart.............	0,25
Quart fort.........	0,30
Moitié faible	0,40
Moitié	0,50
Moitié forte........	0,60
Trois quarts faibles..	0,70
Trois quarts........	0,75
Trois quarts forts ...	0,80
Degré faible........ ...	0,90
Degré............. ...	1,00

Ce tableau peut être utile en bien des cas, et j'ai cru devoir
le donner complètement, car il permet de suppléer, non pas à
l'exactitude d'un instrument, mais à sa sensibilité et à sa division.

Telles sont les conditions que doit remplir un instrument
scientifique, telles sont aussi les méthodes qui assurent une observation précise. Si quelque lecteur trouvait que je me suis égaré
dans de trop nombreux et surtout de trop menus détails, je lui
répondrai qu'à mon avis, aucune prescription inutile n'a été
formulée pour assurer la rigueur des mensurations thermiques.

C'est seulement à ce prix qu'il est possible de déterminer une température exacte. Or, la thermométrie clinique sans exactitude n'est qu'une absurde contrefaçon.

La thermométrie, disait M. Colin il y a peu de jours, semble errer à l'aventure, faute de principes ; sans de sérieuses réformes, elle se trouverait bientôt frappée de stérilité. Or, quelles sont ces réformes ? M. Colin les indique sans détour ; il faut renoncer à ces *médiocres* thermomètres qui « porteront bientôt en toutes lettres: fièvre modérée, fièvre intense, etc., comme ceux de nos fenêtres portent : température du ver-à-soie, de l'orangerie, de la serre chaude, etc. » En un mot, il faut procéder à une véritable observation scientifique ; peut-on tracer la courbe d'une maladie, en suivre l'augment, l'état et la décroissance, et la comparer aux courbes typiques si la température n'est connue en toute rigueur ? Il y a des augments par oscillations régulières dont la période n'a guère que 6 à 8 dixièmes de degré d'amplitude, et Lorrain en cite, dans la fièvre typhoïde et la pneumonie, de 2 dixièmes ; ne faut-il pas savoir en tenir compte ? Les divers types morbides présentent d'ailleurs par eux-mêmes des différences d'allure bien assez considérables pour qu'on se garde bien de les compliquer encore et d'augmenter la confusion par des erreurs d'observation. On ne saurait donc apporter trop de soin au choix, au contrôle et à la comparaison de l'instrument dont on se sert, ni s'entourer de trop de précautions dans l'application que l'on en fait : sinon, il vaudrait assurément mieux revenir à la palpation directe par ce merveilleux instrument dont M. Bouillaud est si reconnaissant envers la « divine nature ». Ce serait certes plus rationnel, plus utile, et beaucoup moins ridicule qu'une observation *thermométrique* par à peu près.

§ 2. *Conditions pratiques.*

Nous venons de voir à quelles conditions un thermomètre est exact et sensible ; le thermomètre médical doit en outre répondre à sa destination spéciale : nous examinerons rapidement ce qu'il doit réaliser à cet effet, avant d'en décrire les divers types adoptés par les médecins.

C'est l'instrument de poche que nous décrivons en ce moment : il doit être avant tout portatif ; on le choisira donc robuste, d'un fort diamètre de tige et assez court. On en construit de moins de 100 $^m/_m$ de longueur, mais il faut au moins 150 $^m/_m$ pour que les divisions au dixième soient lisibles sans difficulté. Il suffit d'ailleurs que l'instrument marque de 30 à 44 degrés ; toutefois le zéro devra toujours être indiqué, sous peine d'enlever toute valeur au thermomètre, qui ne se trouve du reste pas allongé de ce chef : toute la dilatation du mercure de 0 à 30 peut être contenue dans une portion renflée de la tige de quelques millimètres de longueur.

Il est très-avantageux pour la conservation même de l'instrument qu'il existe à l'extrémité de la tige un léger renflement formant une ampoule dans laquelle puisse se loger l'excès de mercure, s'il venait à être chauffé accidentellement au-delà de la température supérieure que porte sa tige ; sans cette précaution, il pourrait suffire d'abandonner quelque temps le thermomètre au soleil pour dépasser cette température et le briser.

Enfin, il faut rechercher de préférence des instruments dont la colonne liquide ne soit pas fragile : c'est un inconvénient de l'alcool, dont il faut tenir compte, car il est parfois très-long de ressouder la partie séparée au liquide du réservoir.

Telles sont les premières conditions de notre programme : il faut de plus que la lecture des degrés soit facile et que la colonne liquide soit très-visible. N'oublions pas, en effet, que l'on opère sur le malade et qu'il ne se trouve jamais au grand jour ; or, on lit sur place. Autrefois les constructeurs employaient des tubes à section allongée ou elliptique, qui présentaient à l'œil leur face la plus large et rendaient le mercure très-visible : ce modèle a malheureusement été abandonné, à cause des difficultés de calibrage qu'il présentait, et l'on rencontre dans le commerce un grand nombre de thermomètres dont l'observation est fort pénible. L'alcool est assurément beaucoup plus visible que le mercure, non-seulement parce que sa couleur rouge, due à l'orseille, la fuchsine ou l'orcanette, se détache mieux sur l'émail blanc de la tige, mais parce que, à égalité de réservoir et de sensibilité, ce liquide, plus dilatable, permet un diamètre plus considérable de la tige. Cet avantage doit être pris en sérieuse considération par les praticiens dont la vue est basse ; il faut toutefois s'assurer que l'instrument a été gradué d'après les règles exposées ci-dessus, et qu'il est rigou-

reusement comparable à un thermomètre à mercure; cette condition est essentielle à l'exactitude des indications.

Une troisième qualité générale à tous les thermomètres, et plus
spécialement exigée du thermométre médical, est d'être à indications rapides : nous avons déjà étudié ce point, mais il convient d'y
revenir, pour en déduire certaines règles pratiques. Les lieux
d'élection pour l'application du thermomètre sont le creux de
l'aisselle, le rectum, le vagin, souvent la bouche, quelquefois la
main : il importe à la rapidité de l'indication que le réservoir
présente non-seulement la plus grande surface de contact avec les
parties explorées, mais encore que ce contact soit assuré le mieux
possible. Or, ce résultat sera obtenu plus facilement si l'on choisit
la forme du réservoir qui convient le mieux dans chacun de ces
cas : la cavité anguleuse que présente le creux axillaire indique
l'emploi d'un réservoir sphérique, que l'on puisse engager dans un
des angles formés par la paroi interne et la partie antérieure ou
postérieure de la région ; pour les mensurations profondes, on
emploiera de préférence la forme cylindrique; pour la bouche ou
la main, un cylindre légèrement aplati ; un disque conviendrait
encore bien. Ce choix des diverses formes pour les différentes
régions me paraît rationnel ; je suis d'autant plus porté à le
proposer, qu'il me semble qu'une spécification des instruments au
point de vue de leur emploi éviterait certaines répugnances à des
malades délicats : la forme paraîtrait un garant de l'unité de destination qu'il convient de voir assigner à ces instruments.

Il est impossible d'indiquer le temps que nécessite chaque application du thermomètre ; il semble que le minimum soit de 8 minutes
pour le rectum et de 15 minutes pour l'aisselle. Mais ce n'est
point la montre du praticien qui peut l'assurer d'avoir fait une
bonne observation ; il ne doit retirer son thermomètre qu'après
avoir bien dûment constaté que la température est devenue stationnaire.

Il importe enfin d'éviter les influences extérieures qui pourraient
refroidir le thermomètre : j'ai déjà indiqué comment on pourrait se
dispenser de la correction due au refroidissement de la tige ; mais
il faut toujours veiller à ce que le réservoir se mette exactement en
équilibre de température avec l'organe contre lequel il est appliqué. Il devra être engagé complètement dans les cavités ; si on
explore l'aisselle, il faut que le bras soit ramené dans l'adduction,

et bien appliqué contre le thorax ; si on cherche la température de la bouche, on veillera à ce que le réservoir soit logé sous la langue, et le patient sera prié de ne respirer que par le nez. Enfin dans la détermination des températures locales superficielles, il faut recouvrir la paroi libre du réservoir d'un corps isolant et empêcher toute déperdition : il ne s'agit plus dans ce cas d'observer le dixième de degré, mais de supprimer toute cause d'erreur, qui entraînerait facilement une erreur de un ou deux degrés.

Les observations qui précèdent vont trouver leur application dans l'examen des divers types proposés aux cliniciens ; elles nous permettront de formuler sur chacun d'eux un jugement qui n'est certes pas sans appel, mais qui empruntera une certaine valeur aux considérations théoriques et pratiques que nous avons exposées, et qui sont indiscutables.

§ 3. *Description des Thermomètres les plus usités.*

Nous ne prétendons pas que l'énumération que nous entreprenons soit complète, mais nous ne croyons omettre aucun des modèles qui ont été adoptés dans la pratique (¹).

Le plus ancien thermomètre médical est celui de James Currie ; il date de 1805. C'était un thermomètre à mercure dont la tige était coudée, de manière à mieux se prêter à l'observation : cette disposition, adoptée plus tard par Robert de Latour peut être utile dans certains cas.

Dury proposa un thermomètre à réservoir très-fin, destiné à être engagé sous la peau : il exige une opération qui peut être douloureuse et ne parait pas légitimée par la seule raison de parer au refroidissement : on ne peut l'admettre dans la pratique ordinaire. Toutefois je crois qu'il serait fort utile de connaître le rapport qui

---

(1) Les ouvrages spéciaux qui traitent de la thermométrie clinique sont tous fort sobres de détails sur l'instrument aussi bien que sur la méthode : la description des thermomètres qui suivent a été extraite assez laborieusement des Revues médicales et de quelques traités qu'il est bon de signaler au lecteur : *Études de médecine clinique*, par Lorrain ; *Arsenal du Diagnostic médical*, par Maurice Jeannel ; *Pathologie interne*, par Jaccoud. Il est utile de consulter aussi les catalogues des constructeurs.

existe entre les températures hypodermique et superficielle : l'étude des températures locales y gagnerait assurément.

Les thermomètres les plus répandus sont ceux de Potain et de Jaccoud : il convient d'en donner une description complète, parce que ce sont des types.

Le premier est un thermomètre à alcool, portant son zéro, et marquant de **33** à **43** degrés : la longueur de l'instrument est d'environ **125** $^m/_{ms}$, dont plus de moitié est graduée, de sorte que le degré mesure au moins 6 $^m/_{ms}$, ce qui permet une division au 1/5 de degré. C'est un instrument très sensible ; la lecture des indications est facile, attendu que la colonne a 3/4 de $^m/_{ms}$ de diamètre ; de plus, l'instrument est exact, car il est gradué par comparaison avec un étalon à mercure ; le thermomètre de Potain présente donc les avantages décrits ci-dessus des instruments à alcool sans en partager les inconvénients. Toutefois la colonne est fragile, et c'est un défaut pour un thermomètre de trousse.

M. Jaccoud a préféré le mercure à l'alcool précisément pour éviter la rupture de la colonne. Mais il a dû allonger son instrument qui mesure **160** $^m/_{ms}$; il marque le 1/10 de **35** à **44** degrés ; chaque division équivaut environ à 0,8 millimètre.

La tige est enveloppée dans une gaine de verre, qui défend le liquide de la colonne des influences extérieures et assure la solidité de l'instrument, sans rendre la lecture plus difficile ; les chiffres sont du reste gravés sur une échelle d'ivoire, ce qui leur donne beaucoup de netteté.

Ces deux thermomètres sont excellents ; ils ont été imités, mais il faut reconnaître qu'ils n'ont guère été perfectionnés. Notons cependant une idée très pratique de M. Collin, qui a fixé une virole à l'extrémité de la colonne, de sorte que le thermomètre puisse être vissé sur un étui métallique, dans lequel il ne peut se déplacer : en empêchant le ballottement dans cet étui, le problème de la solidité a été parfaitement résolu. Tous les constructeurs ont adopté cet ingénieux dispositif.

Cependant ces instruments n'indiquent généralement que 10 degrés : or, on peut être amené à observer un collapsus qui aboutisse à 29 degrés au moment de l'issue fatale ; d'autre part la température dépasse **44** degrés dans certaines pyrexies. Pour éviter l'emploi d'un thermomètre à grande échelle, trop long, partant trop fragile, sans toutefois réduire ses autres qualités, Walferdin a inventé un thermomètre très-ingénieux, d'une rigoureuse exactitude, et d'une exquise sensibilité. C'est le thermomètre *métastatique* : ce mot est connu des médecins, qui l'emploient pour exprimer le déplacement d'une maladie d'une partie du corps à l'autre ; dans le cas présent, il désigne un thermomètre dont les indications peuvent se déplacer au gré de l'observateur et se transporter d'une partie de l'échelle à une autre, de telle sorte que l'instrument soit apte à mesurer toute température. J'extrais de l'excellent cours de physique de M. Jamin la description suivante de cet instrument :

« Si l'on construit un thermomètre dont le tube soit très capillaire et dont la course soit limitée à quelques degrés seulement, il sera très sensible, mais il ne pourra servir qu'entre des températures limites très voisines ; ainsi il servira entre 0 et 5 degrés ou entre 5 et 10 suivant la quantité de mercure qu'on mettra dans la tige. M. Walferdin a imaginé de remettre ou d'enlever du mercure à volonté, ce qui rend l'instrument propre à marquer 5 degrés à partir d'une température que l'on fait varier à volonté. Pour cela, il suffit de laisser au sommet une petite chambre vide destinée à retenir un excès de mercure. Supposons par exemple qu'on échauffe l'appareil jusqu'à 40 degrés, qu'on le retourne et qu'on lui donne une légère secousse ; on fera tomber l'excès de mercure dans la chambre, et ce qui reste dans la tige se séparera de cet excès pour reculer vers le réservoir pendant le refroidissement. Alors l'instrument se trouvera disposé pour indiquer les températures depuis 35 jusqu'à 40 degrés. »

Ajoutons qu'on peut obtenir 10 centimètres de variation par degré ce qui permet d'évaluer le millième : au point de vue scientifique, ce résultat est d'une rigueur spécieuse, car le verre se dilate par saccades, et l'observation du millième est fictive ; au point de vue médical, le thermomètre de Walferdin est aussi trop sensible ; cependant M. Colin se sert depuis vingt ans de cet instrument qu'il appelle « un objet d'art, réservé à un petit nombre d'expérimentateurs. » L'exemple de M. Colin pourrait être souvent imité : sans chercher à déterminer le millième de degré, on pourrait du moins adopter le principe et les modèles de Walferdin, et demander à cet instrument le 1/20 de degré ; ce serait là un notable progrès.

La thermométrie clinique est du reste dans une voie nouvelle, et on ne peut douter que les discussions soulevées dernièrement à la Faculté de médecine ne soient fécondes en résultats. Il est vrai que les difficultés des mensurations deviennent de jour en jour plus grandes, car voici qu'on demande au thermomètre les températures superficielles pour lesquelles M. Gavarret avait cependant déclaré que cet instrument rendrait « très peu de services ». L'influence de l'air ambiant est en effet très difficilement écartée, car il faut craindre en appliquant des corps isolants, tels que ouate, coussins, ceintures, etc, de tomber dans un excès contraire en échauffant les parties explorées. Tout au plus peut-on employer un écran mince, qui n'échauffe pas la peau d'une façon appréciable et protège cependant le réservoir contre le refroidissement extérieur. M. Colin a employé à cet effet un disque de flanelle ou de drap de 4 à 5 centimètres de diamètre qu'il fait glisser le long de la tige sur le réservoir ; ce réservoir a une forme olivaire et il est maintenu en place au moyen d'un étroit bracelet de caoutchouc : le drap est disposé en couvercle, ou bien en coquille pour bien entourer le réservoir.

Les Anglais ont donné la préférence à des réservoirs discoïdes, nus ou enfermés dans un petit tambour : ils sont bons, pourvu toutefois qu'ils ne présentent pas à l'air une surface trop étendue, et qu'ils soient parfaitement en contact avec la peau. Le chaperon de M. Colin me paraît cependant préférable aux écrans de corne, d'ivoire ou de métal.

M. Broca s'est servi, pour son grand travail sur les températures morbides locales et sur les températures cérébrales, d'un thermomètre à réservoir ellipsoïdal, qu'il protège par un sachet d'ouate et de soie, pressé par une bande de tissu élastique. Cette disposition n'a pas trouvé grâce devant la critique de M. Colin, bien que M. Broca se fût abrité derrière l'autorité de Froment et de Foucault : les résultats de M. Broca reposent cependant plutôt sur les températures relatives marquées par les divers instruments qui forment la couronne que sur leurs indications absolues, et la critique tombe, du moment que la couronne place les divers thermomètres dans les mêmes conditions.

Un thermomètre à spirale plate, développée dans un plan perpendiculaire à l'axe du tube gradué, a été attribué d'abord à M. Seguin de New-York, puis à M. Mortimer-Granville : cet instrument dont je ne possède pas de description complète ne paraît offrir rien de neuf ni d'original.

M. Auguste Voisin a présenté récemment un thermomètre très-sensible qu'il destine à la mesure des températures cérébrales. Le réservoir de cet instrument est très-petit, sa tige capillaire, de telle sorte que les indications du thermomètre soient extrêmement rapides sans perdre rien de leur précision : on m'affirme qu'il suffit de 15 secondes pour que la température atteigne l'état stationnaire ; de plus, la lecture se fait sans peine au $\frac{1}{10}$ de degré, grâce à un dispositif spécial qui mérite d'être décrit en détail. La tige deux fois repliée sur elle-même est enfermée dans une petite boite cylindrique, dont une lentille biconvexe occupe la partie supérieure, de manière à ce qu'on puisse suivre à la loupe les mouvements du mercure entre 30 et 50 degrés. Cette boite est utilisée de plus par M. Voisin pour servir de protection à l'instrument ; un étui métallique vissé sur la boite entoure le réservoir, formant ainsi une enveloppe complète qui défend cet instrument du reproche de fragilité qu'il eut pu encourir. Le réservoir est appuyé sur le front, les tempes ou tout autre point du crâne : une petite boule d'ouate le protège contre le refroidissement.

Nous devons une place distinguée à l'excellent thermomètre

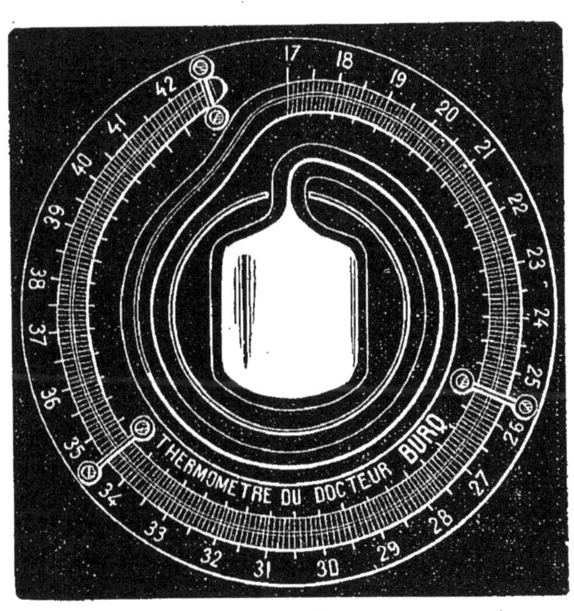

de M. Burq, que l'auteur a bien voulu nous permettre de reproduire : c'est un thermomètre héliçoïde, formé d'un long tube en spirale et d'un réservoir en forme de cuvette plate, qui peut être appliqué sur la peau par une large surface : un petit manchon capitonné forme couvercle sur le réservoir et le protège contre l'action des corps extérieurs. Cet instrument est fort bien conçu : l'enroulement de la tige en spirale permet d'avoir un thermomètre très-sensible, à longue tige, qui cependant reste maniable, et dispense de toute correction relative au refroidissement de la tige. Cet instrument rendra de grands services pour l'étude des températures locales.

Enfin M. Noël de Guesneau de Mussy présentait, le 3 février, un thermomètre métallique formé d'une boîte de montre, dans laquelle se trouvent deux lames d'acier et de laiton courbées en U, soudées ensemble, et dont l'élévation de température augmente la courbure ; ces lames, fixes d'un côté, pressent en se courbant de l'autre, qui est libre, contre un levier qui fait manœuvrer une aiguille tournante autour d'un levier. Cet instrument, disait M. de Mussy, n'a pas été fait d'hier ; c'était celui dont se servait M. Halle, premier président annuel de notre académie, mort en 1821. Halle, en se livrant à ce mode d'investigation, suivait la voie tracée par son oncle Larrey qui avait signalé l'importance de l'étude des températures locales dans les maladies. Il est fort douteux qu'aucun constructeur reprenne ce modèle métallique : *sous faible volume*, un pareil instrument ne sera jamais qu'un thermoscope ; or, ce sont des thermomètres qu'il faut à la médecine, nous croyons l'avoir démontré.

Il nous reste à décrire une autre espèce d'instruments, qui nous serviront de transition entre les thermomètres et les appareils inscripteurs.

§ 4. *Des thermomètres à maxima.*

La nécessité des thermomètres à maxima est dès longtemps reconnue pour toutes les observations où un maximum peut se produire alors que le thermomètre est inaccessible ou invisible : telle est, par exemple, la détermination de la température du fond des mers et des lacs.

Le thermomètre à maxima n'est pas moins nécessaire au clinicien en bien des circonstances : il se présente fréquemment que le lit du malade soit mal éclairé ; la lecture *sur place* devient dès lors très-difficile et quelquefois impossible, car il ne saurait être question de la faire après que l'instrument est séparé du point que l'on explore ; la colonne liquide baisserait aussitôt. Mais supposons que le thermomètre conserve la trace du maximum de hauteur qu'a pu atteindre le liquide ; ce maximum n'est autre que la température stationnaire qui s'est établie au contact de la région étudiée ; c'est donc la température du malade qu'a inscrite le thermomètre à maxima et l'emploi de ce dispositif permet d'enlever l'instrument *avant lecture*, de le porter en un lieu bien éclairé et de procéder en toute rigueur au relevé de la température. C'est un grand avantage du thermomètre à maxima : il en possède un autre pour les mensurations rectales ou vaginales ; ce thermomètre supprime une observation à découvert et au grand jour, que le médecin sera heureux d'épargner à son malade, par prudence, sinon par réserve.

Des raisons nombreuses militent donc en faveur des thermomètres à maxima : l'observation est facilitée et elle est plus précise.

James Currie employait déjà un thermomètre à maxima qui rappelle celui de Rutherford ; un index de fer, glissant librement dans la tige, est abandonné par le mercure au point le plus éloigné du réservoir que le liquide a pu atteindre dans son excursion. Ce thermomètre ne convient guère aux observations cliniques, parce que l'index peut être déplacé par un mouvement brusque, par suite de sa mobilité : il y a là une cause d'erreur grave.

Le thermomètre à bulle d'air de Niederkorn est exempt de ce défaut : un index de mercure, séparé de la colonne par une bulle d'air, est laissé en place au moment où le mercure rétrograde ; par malheur cette bulle d'air se dilate et les indications du thermomètre sont quelquefois trop élevées.

Le meilleur instrument est celui de Walferdin : la tige se termine à sa partie supérieure par une pointe fine, ouverte, qui débouche dans une cavité à panse. La dilatation fait sortir le mercure par cette pointe : il se déverse dans la panse aussi longtemps que la température s'élève ; lorsqu'elle baisse, le mercure revient sur ses pas, sans que le liquide déversé puisse rentrer dans la tige. Pour connaître la plus haute température à laquelle l'instrument a été porté, il suffit donc de le plonger ensuite dans un bain d'eau, et de l'échauffer jusqu'à ce que le mercure remonte au haut de la tige : un étalon plongé dans le même bain permettra de déterminer la température qui correspond à ce point, c'est-à-dire le maximum. Ce thermomètre est très-exact et ses indications précises : il peut être manié facilement et fonctionne dans toute position, si la panse est suffisamment grande. Par malheur, il nécessite l'opération supplémentaire que j'ai décrite ; de plus, il faut chaque fois l'amorcer à nouveau ; pour cela, on doit le retourner pointe en bas, le chauffer à la température du maximum précédemment mesuré, et le laisser refroidir dans cette position.

Un praticien reculera souvent devant la complication apparente de ces opérations : le thermomètre Walferdin reste cependant le seul thermomètre précis. Il serait à désirer que le thermomètre de MM. Negretti et Zambra fût adapté aux nécessités de l'observation clinique : dans ce thermomètre, une soupape de forme particulière permet au mercure de se dilater, mais s'oppose à son retour dans le réservoir, et il faut quelques chocs pour ressouder la colonne brisée au liquide. Sous sa forme actuelle, cet instrument ne parait pas encore très maniable, mais je ne doute pas qu'on ne réussisse à écarter cette petite difficulté ; M. Molteni est dans une très bonne voie déjà.

Un grand progrès serait fait par la thermométrie médicale, si on réalisait un thermomètre à maxima, simple, peu coûteux, d'un maniement facile, et par dessus tout, sensible et exact : par la détermination rigoureuse du maximum du soir et du minimum du matin, on donnerait au tracé graphique de la variation de température une exactitude qu'elle est loin d'obtenir par les procédés actuels, et dans bien des circonstances, on pourrait se dispenser de recourir aux appareils inscripteurs que nous allons étudier dans la seconde partie de ce travail.

THERMOGRAPHES.

---

§ 1. — *Courbes médicales.*

L'observation isolée d'une température est d'un faible secours
pour le diagnostic : l'étude attentive et continue des variations
successives de l'état thermique du malade fournit au contraire les
éléments d'un jugement qui est rarement trompé, parce que chaque
espèce morbide s'accuse par une pyrexie d'allure constante et
typique, dont la forme caractérise le mal et en marque les diverses
périodes normales ou anormales. Le thermomètre est entré dans
l'arsenal du diagnostic médical, parce qu'il permet de tracer le
diagramme d'une maladie, d'en distinguer les phases, d'en prévoir
souvent la terminaison, et de surveiller les résultats de l'inter-
vention thérapeutique.

On se contenta d'abord d'enregistrer les températures successives
observées aux différentes heures du jour ; mais ces tableaux de
chiffres étaient d'une lecture pénible et ne se prêtaient pas à
l'étude. Pour en dégager un type, il fallait peindre aux yeux ces
variations innombrables, et donner une forme sensible aux carac-
tères thermiques manifestés par l'observation assidue du thermomètre.

> *Segnius irritant animos demissa per aurem*
> *Quam quæ sunt oculis submissa fidelibus...* (1)

Depuis longtemps déjà les sciences exactes recouraient aux procédés graphiques pour représenter et coordonner des séries de

---

(1) Horace, *Art poétique*, vers 130 et 131.

résultats isolés ; la médecine était en retard : Wunderlich et Lorrain lui firent réaliser un grand progrès en introduisant dans la pratique la construction des courbes médicales , par lesquelles le clinicien inscrit synoptiquement la fréquence du pouls , les températures superficielles et profondes , et toutes les variations qu'il observe. « Quelle description, dit Lorrain, peut entrer en parallèle avec ce procès-verbal de la maladie contenu en une figure ?..... Ni la mémoire la plus fidèle , ni les notes les plus détaillées ne pourraient permettre de reproduire les traits et la marche d'une maladie ou d'un symptôme avec la perfection que l'on trouve dans les tableaux graphiques. C'est, à proprement parler, une méthode d'analyse.... On peut surveiller les moindres déviations des fonctions les plus importantes ; on peut constater par ces déviations, accrues ou corrigées, l'action des remèdes ; on peut même doser cette action.... C'est aussi un moyen de figurer toute la maladie et de réduire cette figure à une courbe connue ; on arrive ainsi à déterminer les formes d'une maladie et à donner une base solide au fragile édifice du pronostic et de la thérapeutique. »

Ces avantages ressortent surtout de la construction des courbes des températures : aussi ces courbes sont-elles devenues d'un usage général. Il suffit , pour les tracer, d'un simple papier quadrillé , divisé au millimètre , avec indication spéciale des centimètres : on porte les temps en abscisse, c'est-à-dire sur une ligne horizontale, et les degrés en ordonnée sur les lignes verticales, en convenant , par exemple, de représenter les 24 heures par deux centimètres au moins , et le 1/10ᵉ de degré par un millimètre. On construit la courbe par la méthode patiente, jour par jour, heure par heure, si on le peut, par points qu'on réunit par des lignes droites, pour mieux saisir l'allure de la pyrexie. Il est inutile d'insister sur ces détails, qui sont connus de tous les médecins.

Qu'il me soit permis toutefois de discuter la valeur de ce tracé dans les conditions où il se fait généralement.

L'observation thermométrique est le plus souvent bi-quotidienne. Dans les hôpitaux , on y procède à heures fixes , à la visite du matin , de 8 à 10 heures, et à la contre-visite du soir, vers 4 heures. Ces heures n'ont pas été choisies au hasard , mais elles coïncident avec un maximum et un minimum constaté par tous les observateurs : la courbe anguleuse qu'on obtient en joignant les points ainsi déterminés indique d'une manière satisfaisante l'allure générale de la courbe vraie.

Cependant il ne faudrait pas prétendre que ce tracé puisse représenter, je ne dirai pas mathématiquement, mais avec une absolue sécurité, la marche de la température : la courbe sera faussée pour peu que le maximum ou le minimum ne coïncide pas avec l'instant de l'observation. Il faudrait qu'on pût relever plusieurs fois la hauteur du thermomètre aux environs de l'heure probable du maximum et du minimum, et cette détermination devrait être répétée toutes les deux heures dans l'intervalle. Le clinicien objectera que c'est une sujétion trop grande pour qu'elle soit admise dans la pratique : c'est possible, mais le procédé reste incorrect si on ne s'astreint pas à suivre cette règle ; c'est à ce prix seulement que les différentes espèces de maladies s'accuseront avec netteté. En négligeant de déterminer un nombre de points suffisant pour définir la courbe, la science tombe dans les *à peu près* qui tuent, et elle méprise les méthodes exactes qui vivifient. Tout au plus le médecin pourra-t-il reconnaître les cas normaux : les variétés de l'espèce lui échapperont certainement, et le « fragile édifice » du pronostic dont parle Lorrain ne repose plus que sur une base croulante !

Les observations fréquentes et répétées sont nécessaires surtout dans les services cliniques : c'est le seul moyen de former ces collections de courbes où seront classés tous les types morbides. Cette nécessité reconnue d'une part, et les difficultés pratiques de l'opération d'autre part, ont suggéré la recherche d'appareils inscripteurs, capables d'enregistrer exactement les températures d'un malade à tout instant du jour et de la nuit, et de tracer les courbes d'une manière automatique et continue. Ce sont les *thermographes*.

Le problème est posé depuis longtemps déjà, et pourtant il n'a pas encore reçu de solution complète : j'ai la prétention d'en proposer une à mon tour. Mais d'abord je décrirai les instruments qui ont été essayés dans le cours de ces dernières années, et je discuterai leur valeur en faisant ressortir leurs avantages et leurs inconvénients : les considérations qui précèdent témoignent de l'utilité et de l'importance de cette étude ; je m'efforcerai de la faire avec la plus grande impartialité.

§ 2. — *Des thermomètres enregistreurs.*

Les thermomètres enregistreurs peuvent être partagés en trois groupes suivant la nature des instruments employés : thermomètres métalliques, à liquides ou à gaz.

L'inscription des températures est une des plus anciennes conquêtes de la météorologie ; les ouvrages qui traitent de cette science contiennent la description d'un grand nombre de dispositifs, tous fort ingénieux ; le savant travail de M. Marey sur « *la méthode graphique dans les sciences expérimentales* » reproduit les types les plus importants et nous fait connaître d'autre part les essais qui ont été poursuivis au Collège de France. L'étude de cette question est donc singulièrément facilitée : il nous suffira d'analyser ces ouvrages, en concentrant toute notre attention sur les appareils qui sont applicables en physiologie et en médecine.

Les thermographes métalliques sont, je crois, les plus nombreux : ils jouissent de qualités remarquables. Très sensibles, ils se mettent rapidement en équilibre avec le milieu ambiant, et ils sont suffisamment exacts. Ils conviennent éminemment à l'inscription, parce que leur dilatation est pour ainsi dire invincible : la force considérable qu'ils développent permet de leur faire tracer leurs courbes, non pas seulement sur le noir de fumée, mais sur n'importe quel papier, par un crayon robuste. C'est un avantage considérable qui entraîne une grande simplicité d'opération et une sécurité absolue de fonctionnement ; je n'hésite pas à déclarer que ce sont les meilleurs inscripteurs.

Abraham Bréguet avait imaginé en 1823 un thermomètre en spirale, formé de trois lames d'or, d'argent et de platine, soudées ensemble et passées au laminoir : son neveu en fit un thermographe qui a reçu peu d'applications. Mais le principe de l'association de deux ou trois métaux hétérogènes a été conservé, parce qu'il se prête à une amplification considérable des dilatations produites par la chaleur : Lamont, Hipp, Wild, Herrmann et Pfister, Redier ont construit, d'après ce modèle, des instruments d'une sensibilité merveilleuse ; par malheur, ils sont inapplicables aux observations médicales. Le thermomètre Redier, par exemple, est composé de deux tubes métalliques concentriques, d'acier et de zinc, très légers et très minces, longs de 70 centimètres ; l'inscription se fait par un train différentiel qui est un chef-d'œuvre de mécanique ; le thermomètre est d'une délicatesse exquise et l'enregistreur d'une sûreté absolue, mais c'est une véritable machine, dont le physiologiste ne peut tirer aucun parti. J'ai cité cet appareil, parce que c'est le plus parfait ; le jugement que je porte s'applique *a fortiori* à tous les autres du même genre.

Les thermomètres à liquides sont moins encombrants, plus maniables, plus exacts, tout aussi sensibles : par contre, ils se prêtent mal à l'enregistrement. La photographie a été longtemps le seul procédé qui ait pu être employé avantageusement avec ces instruments ; mais un tel appareil coûtait 800 francs, et il comprenait une lumière artificielle, et un jeu de lentilles de concentration et de projection, en outre du mouvement d'horlogerie nécessaire à tous les inscripteurs. Ronalds avait combiné avec succès ces éléments si divers, et son instrument avait été adopté par quelques observatoires météorologiques ; mais il a été détrôné par les thermomètres métalliques, et il n'a jamais été appliqué aux recherches médicales auxquelles il ne convient nullement.

Il fallait trouver un moyen de noter directement et automatiquement les changements de volume du liquide, en communiquant les mouvements qui en résultent à un stylet ou à un crayon inscripteur : c'est ce qui a été fait par MM. Marié-Davy et Salleron. La dilatation du liquide dans le réservoir est transmise, par l'intermédiaire de tubes métalliques de très faible diamètre, à une capsule élastique ou bien à un tube de Bourdon contourné en spirale, lequel se détord sous l'action d'une pression intérieure : ces mouvements sont amplifiés et inscrits. M. Marey a adopté ce genre d'instruments pour ses recherches, et voici le témoignage qu'il en porte [1]. « Ce qui me fait préférer cet appareil à tout autre, c'est la facilité qu'il présente pour transmettre à distance les changements de température qui se produisent en un lieu ; c'est aussi son indifférence aux changements de la pression barométrique ; c'est enfin la force considérable avec laquelle le style trace sur le papier.... La sensibilité de ce thermomètre inscripteur est moindre que celle des appareils à air ; mais la force disponible considérable permet d'amplifier les mouvements de l'aiguille au moyen d'organes mécaniques appropriés. » Ce thermomètre est

---

[1] *La Méthode graphique*, p. 816.

hautement recommandé par le savant professeur du collége de France : remarquons toutefois (je suis étonné que M. Marey ne fasse pas mention de cette difficulté), que le tube héliçoïdal doit être maintenu à une température strictement constante, ce qui entraîne une grosse complication et de nombreuses corrections, car le problème de la régulation de la température au dixième de degré n'est pas encore résolu pour les liquides. Enfin il est bon d'observer que l'éther, liquide employé dans ces thermomètres, ne se dilate pas d'une manière régulière, et que par suite l'instrument doit être gradué degré par degré par comparaison : il faut en tenir compte dans la lecture de la courbe tracée par le crayon.

Ces inconvénients sont évités par l'emploi des thermomètres à air : ce sont les plus exacts de tous ; leurs tracés représentent sans correction la température vraie, parce que la dilatation du gaz est rigoureusement proportionnelle à la variation de l'état thermique du milieu dans lequel ils sont plongés ; enfin ils sont très sensibles et à indications pour ainsi dire instantanées. Par contre, ces appareils sont compliqués ; de plus, ils se prêtent fort mal à l'inscription, attendu que la pression du gaz est trop faible pour surmonter le moindre obstacle. Cette dernière difficulté est malheureusement fort sérieuse. Il en est une plus grande encore : c'est que ces thermomètres sont soumis aux influences barométriques, de telle sorte qu'il paraisse nécessaire d'adjoindre à chacun d'eux un barométrographe, dont les indications simultanées servent de base aux corrections que chaque température doit subir. Voilà de nombreux obstacles qui semblent proscrire l'emploi du thermomètre à gaz pour l'inscription automatique des températures.

Cependant de nombreux essais ont été tentés pour surmonter ces difficultés. M. Marey a publié en 1865 dans le *Journal de l'Anatomie et de la Physiologie*, la description d'un thermographe très ingénieux, que l'inventeur dépeint en ces termes. Une boule métallique de thermomètre à air se continue par un long tube capillaire de cuivre recuit, à l'extrémité duquel est un tube de fer courbé en arc de cercle. Ce dernier est engagé dans un tube de verre de même courbure, fermé à l'une de ses extrémités et monté sur une platine tournant autour d'un axe horizontal. Un index de mercure logé à la partie déclive du tube de verre est traversé par le tube de fer. Enfin une aiguille longue et équilibrée tourne avec la platine de l'appareil autour de l'axe central. Lorsque la chaleur agit sur la boule du thermomètre, une partie de l'air dilaté s'échappe par le tube de fer et passe dans la chambre close du tube de verre ; la pression de cet air pousse alors l'index de mercure, et le déplace plus ou moins. Le système équilibré obéit au pivot de l'index de mercure qui en occupe toujours la partie la plus basse ; tout l'appareil tourne donc et entraîne avec lui l'aiguille inscrivante.

Cet instrument est très sensible, mais il subit l'influence de la pression et de la température extérieure, car le volume du gaz emprisonné dans le tube de verre entre le fond et le globule de mercure, varie avec ces deux éléments : les inscriptions de l'aiguille sont donc sujettes à correction. De plus, c'est une illusion que de croire à l'étanchéité absolue de ce piston de mercure ; Regnault a démontré par de nombreuses expériences, qu'il existe une gaîne d'air continue entre le métal liquide et la paroi de verre. Aussi M. Marey paraît-il avoir renoncé à cette disposition, si ingénieuse cependant, pour lui substituer un simple tambour à levier. Tout le monde connaît ce petit manomètre à membrane de caoutchouc dont M. Marey a si merveilleusement tiré parti dans ses travaux : dans le cas présent, il s'applique fort bien à la mesure des températures. Mais les moindres fuites d'air entraînent une erreur considérable, dont il faut se défier, et l'instrument est encore soumis aux influences atmosphériques : c'est un grave défaut.

En dernière analyse le thermomètre à air reste sujet à de nombreuses critiques, et il ne convient guère aux longues et délicates recherches de la physiologie et de la médecine clinique, car il entraîne trop de corrections. Le thermographe à liquide de Salleron me paraît préférable, sous réserve toutefois des quelques observations que j'ai cru devoir formuler.

§ 3. — *Des thermographes électriques.*

La découverte des courants thermo-électriques, faite par Seebeck, en 1821, a fourni aux physiologistes un thermomètre d'une sensibilité extrême, puisqu'il permet d'apprécier une différence de $1/500$ de degré ; Becquerel, Magnus, Helmholtz, Gavarret, en ont tiré un parti excellent, et les aiguilles thermo-électriques ont supplanté et remplacé longtemps les thermomètres que nous venons de décrire : en effet, leur forme permet de les introduire partout et nul instrument ne paraissait mieux approprié aux recherches sur la température animale. Mais cet instrument si délicat demande à être manié par des hommes entendus : le galvanomètre est un appareil de précision, qui ne doit jamais tomber en des mains profanes ; il faut être physicien pour monter l'appareil ; il faut savoir qu'un fil de fer doit réunir les extrémités fer des aiguilles, et qu'un 30,000 tours à fil fin est moins convenable qu'un 120 tours à gros fil ; bref, le thermomètre électrique est un outil merveilleux, mais tout le monde ne sait pas s'en servir, et pour ma part j'ai vu des médecins adroits et instruits, échouer dans les observations les plus simples ; ils accusaient aiguilles et galvanomètres alors qu'il n'y avait à se plaindre que de leur impéritie ! Le thermomètre électrique est resté pour cette cause un instrument réservé aux laboratoires de recherches.

Était-il possible d'en faire un thermographe ?

J'auraisrépondu négativement à cette question avant de connaître les brillants résultats de mon collègue, le Dr A. Dujardin. En effet, l'aiguille astatiqué d'un galvanomètre sensible est toujours en mouvement, le moindre ébranlement la dérange de sa position d'équilibre, et elle n'y revient qu'après un temps fort long ; de plus toute variation de température donne à l'aiguille une impulsion qui lui fait dépasser la position ou elle devrait s'arrêter, en vertu de la force d'inertie, et produit un mouvement oscillatoire qu'il est sans profit d'inscrire ; enfin les déviations de l'aiguille n'étant pas proportionnelles aux différences de température des soudures, l'instrument doit être gradué, et cette opération doit être renouvelée pour chaque variation de résistance du circuit ou chaque modification du magnétisme de l'équipage astatique. Ces difficultés étaient grandes. M. Dujardin a jugé qu'elles n'étaient pas insurmontables, et le succès a couronné ses efforts ; la Faculté de médecine de Paris en a témoigné, en décernant une médaille à la thèse, dans laquelle cet appareil était décrit pour la première fois ([1]).

([1]) *De la thermographie médicale* ; description d'un thermographe électro-médical, par le Dr A. Dujardin, lauréat de la Faculté de médecine de Paris.

L'électro-thermographe du Docteur Dujardin se compose d'un couple fer et maillechort ; une des soudures est appliquée contre l'organe dont on veut connaître la température, l'autre est fixée dans un appareil à température constante, que l'on voit à gauche de la figure ci-dessous. Les déviations de l'aiguille du galvanomètre sont enregistrées par la photographie : un papier sensibilisé par l'iodo-bromure d'argent se déroule au-dessous de l'extrémité indicatrice de l'aiguille. Les rayons lumineux d'une petite lampe au pétrole suffisent pour impressionner le papier : l'image seule de l'aiguille reste blanche.

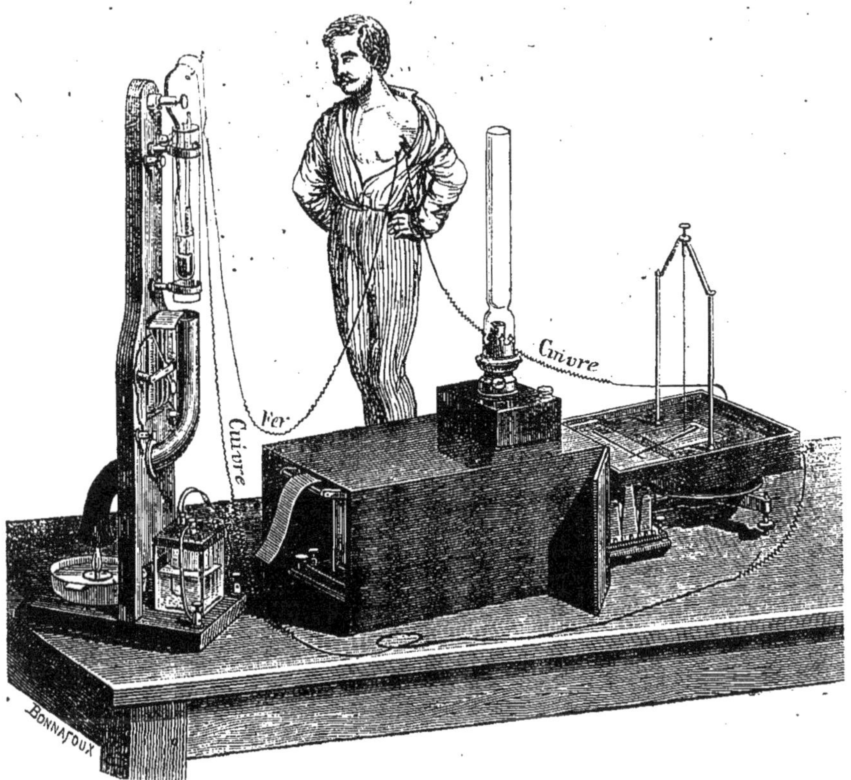

Cet instrument est très bien entendu dans ses détails et l'inventeur a fait preuve de connaissances peu ordinaires parmi ses confrères : son œuvre ferait honneur à un physicien consommé. L'emploi du couple fer et maillechort, de préférence au fer et au cuivre, lui a permis d'employer un galvanomètre moins délicat, et d'assurer un retour rapide de l'aiguille à sa position d'équilibre : de plus le régulateur de température est bien conçu et une solution élégante a été donnée à ce problème si difficile.

« La complication de notre thermographe n'est qu'apparente ; son emploi demande quelques connaissances spéciales ; une fois acquises, le maniement de l'appareil enregistreur devient des plus simples, moins pénible mille fois que l'usage du thermomètre, si ennuyeux et pour le malade et pour le clinicien. »

Je me rallie entièrement à ce jugement que porte M. Dujardin sur son œuvre : la manipulation de cet appareil est certes plus facile que de relever d'heure en heure les indications d'un thermomètre, et le thermographe électrique est un véritable et sérieux progrès.

Je ne formulerai qu'un seul reproche : il pèse uniquement sur le galvanomètre et doit être adressé à tous les appareils électro-magnétiques de ce genre ; c'est d'être soumis à de nombreuses influences perturbatrices et surtout de subir l'action des masses magnétiques qui peuvent se trouver dans leur voisinage. M. Dujardin recommande d'installer le galvanomètre à demeure, isolé dans quelque coin des salles d'hôpital, à l'abri des allées et venues continuelles ; c'est absolument nécessaire et je conseillerais de ne graduer l'instrument qu'après l'avoir établi en une place, si toutefois on veut que ses indications soient exactes.

§ 4. — *Description d'un nouveau thermomètre à air.*

J'ai présenté à l'Académie des Sciences, le 19 juillet dernier, un nouveau thermomètre à air qui se prête sans peine à l'inscription automatique et me paraît susceptible d'applications nombreuses, notamment à la thermographie médicale.

Qu'il me soit permis d'en faire mention dans ce travail, bien que mon appareil n'ait pas encore fourni ses preuves au lit du malade : la description que j'en donnerai sera brève.

C'est une sorte de thermomètre de Leslie, dont une des boules est maintenue à température constante, de telle sorte que les indications de l'instrument soient dès lors absolues au lieu d'être différentielles ; ce thermomètre est indépendant des variations de la pression atmosphérique ; de plus, il peut être gradué et la température y être lue directemènt, ce par quoi il diffère de tous les thermomètres à air, *précis*, qu'on ait construits jusqu'ici.

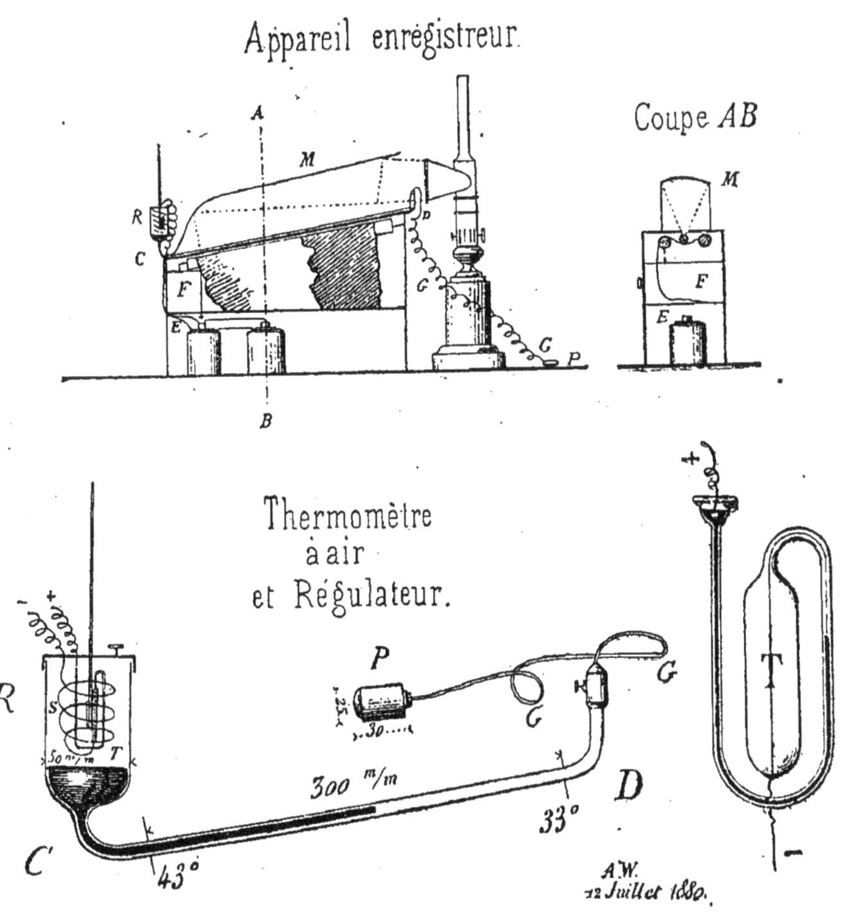

LÉGENDE.

C D Tube de verre calibré, de 1 millimètre de diamètre intérieur.

E Deux piles de Poggendorff.

F Mouvement d'horlogerie entraînant le papier photographique de 2 millim. par heure.

G Tube creux capillaire d'argent recuit.

M Réflecteur métallique.

P Capsule thermoscopique de métal.

R Régulateur composé d'un thermomètre à alcool et mercure T, employé à fermer le circuit des piles E par le fil de platine S, lorsque la température s'abaisse.

Il s'agissait de trouver un régulateur thermique, capable de conserver facilement et à peu de frais une température constante au dixième de degré près : c'était la plus grosse difficulté du problème. Elle a été résolue de la manière suivante, sans recourir à aucune lampe ni veilleuse. Un fil de platine enroulé en spirale est introduit dans l'enceinte d'air ; le circuit est fermé par une colonne mercurielle, qui se meut dans la partie inférieure d'un thermomètre à alcool analogue à celui de Six et Bellani, de telle sorte que sa position dépende de la dilatation de l'alcool du réservoir. Une des extremités de la colonne de mercure est toujours en contact avec le circuit ; l'autre au contraire ne ferme le courant qu'au moment précis où la température atteint une limite inférieure déterminée. A ce moment, le courant passe et échauffe le fil de platine ; la température de l'enceinte s'élève aussitôt ; l'alcool se dilate donc, le mercure recule et le courant est interrompu. La température à laquelle fonctionne ce petit appareil étant supérieure de 10 à 12 degrés à celle de l'air ambiant, il y a antagonisme continuel entre l'action extérieure de l'air et l'action intérieure du courant, qui relève la température, sans pouvoir dépasser un maximum donné. Il en résulte une constance parfaite.

Mais la solution de ce problème était subordonnée à une autre: il s'agissait encore de trouver une pile qui ne se polarisât pas, et qui eût cependant une force électromotrice considérable. Après de longs tâtonnements, j'ai enfin réussi à maintenir la température du régulateur pendant un temps quelconque, à l'aide d'une pile analogue à celle de Bunsen, dans laquelle l'acide azotique est remplacé par une solution de 25 parties de bichromate de potasse dans 100 d'eau et 12 d'acide sulfurique, suivant la formule de Poggendorff. Cette pile ne donne pas de vapeurs acides, et elle est d'un entretien facile, il suffit de renouveler tous les jours un quart environ de l'eau acidulée et d'ajouter dans le vase poreux qui entoure le charbon un petit cristal de bichromate.

L'hydrogène qui se porte au pôle positif réduit ce sel, et il se forme du sulfate de chrome ; l'eau acidulée se colore en vert, et il est très facile de juger de l'état de la pile par l'intensité de cette coloration ; c'est un précieux indice.

Ce thermomètre est d'une sensibilité extrême : le degré est représenté par une variation de 30 $^m/_{ms}$ dans la position du liquide manométrique ; on peut donc apprécier le 1/50e de degré, et l'exactitude de ces indications est parfaite, si on prend la peine de leur faire subir une légère correction due à la dilatation du liquide manométrique. Le liquide auquel j'ai donné la préférence est l'huile d'amandes colorée en rouge par de l'orcanette.

Mon instrument se prête bien à l'inscription photographique des positions du liquide, car la couleur rouge-orangée de l'orcanette arrête la radiation chimique et fait donc l'office d'un corps opaque. Il me paraît présenter un avantage considérable sur le thermomètre de M. Marey, en ce qu'il est indépendant de la pression barométrique et n'exige qu'une seule correction *négligeable*, tandis que les variations de la température extérieure influençaient sensiblement le premier de ces instruments. Je propose son emploi pour la thermographie médicale, parce que la boule thermoscopique peut être façonnée de toutes formes, en sphère, en olive, en disque, en cylindre ; j'ai fait de nombreux essais avec un petit cylindre de laiton argenté de 25 $^m/_{ms}$ de diamètre et 30 de long ; la colonne d'huile prenait très rapidement sa position d'équilibre. La capsule métallique est reliée à l'instrument par un fil capillaire d'argent recuit, lequel est d'une souplesse remarquable : un malade auquel on aurait appliqué mon thermomètre jouirait donc d'une grande liberté de mouvements.

L'inscription photographique est, par malheur, beaucoup moins pratique que le tracé par un crayon ; mais il faut absolument s'y résigner, du moment que le thermomètre ne subit pas l'influence de la pression extérieure. Du reste, la difficulté est plus apparente que réelle, et je dirai, avec le Dr Dujardin, qu'on est surpris du peu de temps qu'il faut pour les opérations de la préparation du papier, du virage et de la fixation. Une petite lampe suffit pour produire une image si on emploie du papier iodo-bromuré, et, de ce chef, l'embarras n'est pas grand non plus.

Tel est le thermographe que je propose : c'est un instrument exact et précis ; répondra-t-il aux besoins de la clinique médicale, et son maniement sera-t-il jugé assez simple et assez facile pour qu'on l'adopte dans les hôpitaux ? Je ne le sais, mais le désire vivement ; ce n'est certes point par amour-propre d'inventeur, mais parce que je crois aux immenses services que la thermographie peut rendre à la médecine : je serais fier d'y contribuer pour la moindre part.

TABLE.